Dr SAMUEL BERNHEIM

La Défense pratique contre la Tuberculose

(Extrait de la *Tribune médicale.*)

PARIS

IMPRIMERIE G. MAURIN

71, RUE DE RENNES, 71

1901

La Défense pratique contre la Tuberculose

Dʳ SAMUEL BERNHEIM

La Défense pratique contre la Tuberculose

(Extrait de la *Tribune médicale*.)

PARIS

IMPRIMERIE G. MAURIN

71, RUE DE RENNES, 71

1901

La Défense pratique
contre la Tuberculose

C'est presque un lieu commun que de répéter que la phtisie est la plus monstrueuse des maladies actuelles. C'est presque une banalité que de redire qu'à elle seule elle peut faire plus de victimes, chaque année, que les anciennes épidémies de peste, de variole, ou de choléra ; qu'il meurt, rien qu'en France, une moyenne de 150.000 tuberculeux par an (1), que ces pertes d'hommes fauchés avant d'avoir rempli leur rôle dans la société, lui coûtent très cher, et par la non valeur économique et sociale que chacun de ces malades représente, et par les soins, hélas ! insuffisants et stériles qu'elle essaie de leur donner — vérités trop communes auxquelles les plus récentes statistiques apportent de continuelles confirmations, mais vérités bonnes à redire, et qui se trouvent résumées dans cet aphorisme d'un de nos maîtres : « La tuberculose est le fléau des temps modernes ! »

Le tuberculeux, disions-nous, coûte cher à la société. De fait, il lui coûte trop cher, au moins en France — et, en un sens aussi, il ne lui coûte pas

(1) D'après les plus récentes statistiques de MM. Letulle et Brouardel, il succombe chaque année en France trois cent mille sujets par la phtisie.

assez cher puisque les efforts tentés par elle sont restés de vains sacrifices et que tout a été fait en pure perte. Sans tenir compte — et on a pu les apprécier, cependant! — de la non valeur, par suite de la perte sèche que chaque tuberculeux présente dans la société, il y a lieu d'insister sur ce point surtout que les réformes, les mesures de prophylaxie et de traitement introduites depuis quelques années en France pour lutter contre la tuberculose sont restées sans résultats pratiques bien appréciables, alors que les pays voisins, l'Allemagne, l'Angleterre, le Danemark, la Suisse, comme nous éprouvés par le terrible fléau, et incontestablement moins bien armés que la France au point de vue climatérique pour opposer à l'extension tuberculeuse une barrière efficace, sont cependant arrivés à des résultats meilleurs et infiniment plus encourageants que nous.

Il est vrai qu'ils ont pris le taureau par les cornes, et que, en présence du monstre, ils ne se sont contentés de demi-mesures ni de demi-sacrifices, les plus coûteux! Ils ont organisé la lutte : l'Etat est intervenu et par son autorité, et par la loi, et par ses deniers pour conjurer le danger et le faire rétrocéder dans des limites possibles.

En France, en dépit des efforts très louables qu'on a faits, de ceux qu'on doit à l'initiative privée aussi bien qu'aux pouvoirs, en dépit des notions d'hygiène et de prophylaxie qui peu à peu commencent à se propager dans le public, à faire partie de l'instruction et de l'éducation nationales, la mortalité n'a pas baissé. Des statistiques les plus nouvelles, il semblerait même que la tuberculose a une tendance à devenir plus maligne ou à gagner encore davantage. L'infiltration qui était déjà si profonde semble trouver le moyen de se généraliser encore davantage.

Dans le département de la Seine, en cinq ans, de 1893 à 1897, la tuberculose pulmonaire a tué 61.184 habitants, sur lesquels 30.123, soit la moitié, étaient âgés de 20 à 39 ans.

Rien qu'à Paris, dans les dix-huit dernières années, de 1880 à 1897 inclusivement, on note 184.000 victimes de la tuberculose pulmonaire. « Cette proportion effrayante, dit le docteur Maurice Letulle, qui englobe plus de la moitié des morts (la moitié plus 2 0/0 environ), laisse deviner les ravages exercés par notre « peste moderne », qui vient tuer de préférence l'homme ou la femme en pleine période productive de sa vie physiologique, pendant les belles années de son « *rendement social* ».

Dans une conférence récente, le professeur Brouardel rappelait que les plus formidables épidémies de choléra, celles qui causèrent dans ce siècle la plus grande terreur, furent celles de 1832, de 1847 et de 1849, et enfin celle de 1853-54. Au cours de chacune de ces épidémies, la mortalité fut la suivante :

Epidémie de 1832	102.739 décès	
— 1848-49	100.561	—
— 1853-54	153.478	—

« Cette mortalité nous semble énorme; cependant elle est beaucoup moins considérable que celle qui reconnaît comme cause la tuberculose pulmonaire. En effet, les statistiques nous apprennent que, chaque année, sur les 780.000 décès qui se produisent en France, 150.000, soit plus du cinquième, sont dus à la tuberculose. Donc, chaque année, la phtisie fait disparaître de France une ville aussi peuplée que Toulouse, une ville moitié plus considérable que Nancy, et fait plus de victimes en un an que la plus terrible des épidémies de choléra en deux ans. Cependant, personne ne s'en émeut. »

Donnerons-nous des chiffres plus frais en date, ce qu'on pourrait appeler le « dernier cri » de la statistique? Voici le bilan de la tuberculose, à Paris, pour l'année 1899 :

Sur un total de 46.988 décès relevés en 1899, 12.314 sont attribués à la tuberculose, soit plus du quart. Si l'on recherche pour chaque âge de la tuberculose dans la mortalité générale, on obtient les chiffres suivants : Pour 100 décès de 1 à 20 ans, on en compte 37,2 par tuberculose; de 20 à 40 ans, 60,2; de 40 à 60 ans, 30,5; de 60 ans et au-dessus, 3,3. Ainsi, de 20 à 40 ans, ce n'est plus le quart, c'est les deux tiers de décès qu'il faut mettre au compte de la tuberculose.

Ces chiffres ont leur triste éloquence. Ils devraient aussi avoir leur enseignement. Une conclusion s'en dégage impérieuse, urgente ; il faut lutter et surtout organiser la lutte. « Il s'agit tout simplement, dit toujours le docteur Letulle, pour la nation française, d'une question de vie ou de mort. Non seulement notre patrie est appelée à voir disparaître, en vingt ans, *trois ou quatre millions* d'habitants vaincus par la phtisie, mais encore notre race, si l'on n'y met pas ordre, s'en trouvera de plus en plus affaiblie, la descendance des tuberculeux étant en général peu résistante et d'autant plus accessible aux mille autres maux qui assaillent l'humanité. »

* * *

Ce qu'on a fait contre la tuberculose. — En face de ce malheur public, qui se perpétue avec une sûreté et une régularité dont on a pu tout d'abord concevoir quelque découragement, qu'a-t-on fait

en France? Que faudrait-il faire? nous demande-
rons-nous même tout de suite, car notre intention
n'est pas de récriminer longuement. Telles sont
les deux questions que nous voudrions nous poser
et traiter dans cette étude.

Qu'a-t-on fait, ou plutôt qu'a fait l'Etat, car les
œuvres de la charité privée — pour si nombreuses
et intéressantes qu'elles soient, utiles et géné-
reuses — elles seront toujours insuffisantes pour
juguler la tuberculose dans sa marche envahis-
sante. Ce n'est pas l'Etat qui secondera l'initiative
privée. C'est celle-ci qui doit seconder l'Etat. A lui
de commencer. Dans une question comme celle-
là, sociale au premier chef, dans une croisade
contre la plus meurtrière des calamités modernes,
c'est à lui qu'il appartient d'organiser la lutte et
de fournir les armes. L'exemple doit partir de
haut.

Or, son intervention s'est bornée à peu de
choses.

Voici près de trois années que deux grandes
commissions extra-parlementaires de la tuberculose, nommées l'une par le Conseil municipal de
Paris, l'autre par le Ministère de l'Intérieur, ont
été instituées dans le but d'étudier les meilleurs
moyens de prophylaxie et de traitement de la tuberculose. Depuis leur naissance, ces commissions,
composées assurément d'hommes compétents,
n'ont presque pas fait parler d'elles. On peut regret-
ter cet excès de modestie de la part des gens qui
ont pour mission d'agiter l'opinion, de secouer la
torpeur générale, de susciter les initiatives fé-
condes, de provoquer l'intervention des pouvoirs
— et somme toute — de sonner le clairon, de battre
l'appel, de donner l'alarme, de mener la charge
et de conduire la société tout entière à la plus
grande victoire que la société puisse rêver. De

temps en temps, il nous revient que les commissions poursuivent leurs travaux, mais qu'elles ne
sont pas encore arrivées à des conclusions défini-
tives.

« Il semble cependant, fait justement observer
le *Bulletin de l'Œuvre des Enfants tuberculeux*,
que, dans l'arsenal des lois existantes et inappli-
quées, elles doivent trouver les armes pour lutter
contre le terrible fléau. C'est ainsi que la loi sur
l'assistance médicale gratuite pourrait apporter un
des éléments de solution des problèmes posés aux
commissions, si le Gouvernement voulait l'appliquer autrement que sur le papier ! Il ne suffit pas
de faire délibérer des hommes de bonne volonté ;
il faut donner sanction à leurs paroles, et, avant
de chercher des moyens nouveaux, on doit se demander si ceux dont on dispose ont du bon, et
s'en servir. »

Quoi qu'il en soit, — les statistiques le prouvent
assez — la mortalité par la phtisie n'a pas diminué ; au contraire.

Demandons-nous pourquoi, cherchons les rai-
sons pour lesquelles sévit aussi fort que jamais
la tuberculose, voyons où et comment, par suite
de quel concours de circonstances, de quelles coupables négligences aussi, elle exerce ses ravages ?
Suivons-la dans tous les foyers où elle sévit, d'où
elle s'irradie pour gagner de proche en proche et
contaminer jusqu'aux campagnes. Connaître les
causes du mal — le *desideratum* de l'état actuel —
c'est indiquer, du même coup, là où il faut porter
le remède ; et les améliorations pratiques et faciles,
celles qui sont d'une réalisation immédiate surgi-
ront toutes seules de cette étude, et seront comme
les premières assises du code qu'on pourrait for-
muler contre la tuberculose.

La tuberculose est contagieuse et non héréditaire. — La tuberculose, nous l'avons prouvé il y a plusieurs années, et on ne saurait trop le répéter, n'est pas héréditaire. Accepter ses coups et courber le dos devant elle comme devant je ne sais quelle fatalité inexorable, sous prétexte que l'enfant naît avec son mal, qu'il « le porte dans le sang » suivant la fausse conception populaire, se résigner à la subir sous prétexte qu'on ne peut la vaincre; voilà déjà une notion très funeste, que par tous les moyens possibles, par le livre, par l'affiche, par la parole, on doit s'efforcer de déraciner du cerveau et de l'esprit des gens.

Il en est une autre qui en découle logiquement et dont la portée n'est pas moindre. Si la tuberculose n'est pas héréditaire, par contre, elle est contagieuse. Nouvelle raison pour qu'on doive user de moyens pratiques de s'en préserver, car on le peut puisque, selon le mot de Pasteur, il n'est pas une maladie microbienne dont l'humanité ne puisse désormais se garder. Son agent de contagion, la façon dont il se disperse, pourquoi il est particulièrement dangereux chez les débilités; la double influence de la graine et du terrain, tout cela est monnaie de banalité pour le médecin, pour l'homme instruit; mais tout cela n'est pas suffisamment su de tout le monde, et c'est à quoi il faut arriver.

Etudions donc les divers modes de contamination tuberculeuse. Suivons le bacille partout où il nous guette, et pour cela considérons l'homme depuis son enfance jusqu'à l'âge mûr. Les exigences de la vie et de la société lui imposent de se trouver en de certains milieux, le placent dans quelques endroits où la contagion est la plus redoutable, la plus facile. Suivons-le donc depuis son enfance, voyons les dangers qu'il court vis-à-vis du bacille, ce que l'on fait pour l'en préserver, ce qu'il conviendrait de faire surtout.

* * *

La contagion animale. — La contagion tuberculeuse peut se faire, soit de l'animal, soit de l'homme à l'homme.

Par l'animal, ses modes sont divers.

Un animal malade (et les animaux domestiques sont tuberculisables autant que l'homme) peut semer autour de lui la tuberculose. Le chien, le chat, les oiseaux de basse-cour et d'agrément sont souvent tuberculeux.

La contagion animale s'opère encore par l'intermédiaire de la viande et du lait qui servent à l'alimentation. Enfin, par le voisinage d'écuries, d'étables, où des animaux malsains séjournent ou ont séjourné.

Le remède immédiat qui s'impose depuis la découverte de la lymphe de Koch consiste à soumettre les animaux de boucherie à l'épreuve de la tuberculine.

« L'histoire, dit M. le docteur G. de la Loutre, nous apprend que la maladie fut introduite au Danemarck par le bétail provenant de la Russie et de l'Angleterre, en Suède par le bétail d'Ayr et par la race hollandaise, et en Norvège par le même bétail d'Ayr. La tuberculose a pénétré jusque dans les coins les plus reculés de la Finlande, des steppes de la Russie et en Hongrie. De l'Europe, elle est passée dans l'Amérique du nord, en Australie et au Japon. Dans ce dernier pays, la tuberculose frappe 50 0/0 des bovidés importés d'Amérique ou d'Angleterre. Au Transvaal, la maladie est encore tout à fait inconnue, mais elle a pénétré au Natal. En somme, la tuberculose animale apparaît là où la civilisation a pénétré.

Le remède qui s'impose à cet état, c'est la création de nombreux abattoirs publics surveillés, et la tuberculinisation obligatoire. »

Cette tuberculinisation en Russie, Saxe et Bavière, en Autriche, dans le nord de l'Italie, en Lombardie et en Sardaigne, en Suisse, en France, en Belgique, en Hollande, en Danemarck, Etats Scandinaves, Amérique, etc., a prouvé que la tuberculose était une maladie très fréquente chez les animaux domestiques.

Pour lutter contre la bacillose animale, à la suite de diverses communications faites au Congrès de Bruxelles de 1895, la Belgique a rendu obligatoire l'épreuve de la tuberculine (loi du premier janvier 1896). Plus tard, le Massachusetts a suivi l'exemple de la Belgique. En 1893, le Danemarck entre effectivement dans la lutte contre la tuberculose animale avec la loi du 14 avril 1893. La Norvège, en 1895, la Suède, en 1895 et 1897, admettent la tuberculinisation. La Prusse, en 1896, l'Autriche-Hongrie, en 1898 (14 avril), suivent l'exemple donné par les pays cités plus haut. En France, il n'existe encore aucune loi rendant la tuberculinisation obligatoire ! Tout au plus, le code rural (21 juin 1898) admet-il l'épreuve de la tuberculine.

La preuve, poursuit M. G. de Loutre, que la tuberculinisation est capable de combattre efficacement la tuberculose animale, est donnée par les chiffres suivants :

Dates	Animaux soumis à l'épreuve.	Pourcentage des animaux ayant réagi.
Avril 1893 à juin 1894.	8.401	40 0/0
Juin 1894 à oct. 1895.	44.902	38.5 0/0
Oct. 1895 à mai 1896.	20.791	31.9 0/0
Mai 1896 à juin 1897.	84.897	25.5 0/0
Juin 1897 à mai 1898.	65.788	23.8 0/0
Mai 1898 à janv. 1899.	35.533	21.7 0/0
Juin 1899 à janv. 1900.	33.868	20.1 0/0

Ainsi donc, de 1893 à 1900, la proportion des animaux réagissant à la tuberculine dans les différentes provinces du Danemarck a baissé de 40 0/0 à 20 0/0. Cette diminution de la tuberculose animale tient tout simplement aux mesures énergiques prises vis-à-vis des sujets reconnus malades.

Cette épreuve de la tuberculine, si utile pour les animaux qui doivent fournir la viande de boucherie, l'est plus encore pour les vaches laitières — car la transmission de l'infection bacillaire à l'homme, aux nourrissons surtout, s'opère fréquemment par le lait, le beurre ou le fromage.

MM. Boinet et Huon donnent à ce sujet des documents recueillis à Marseille et touchant la propagation de la tuberculose par le lait et la viande.

Marseille consomme le lait fourni par plus de 9.000 vaches, dont le tiers est atteint de tuberculose. Cette proportion est même au-dessous de la vérité, puisque sur 300 vaches soumises à l'épreuve de la tuberculine, 40 0/0, en moyenne, ont eu la réaction caractéristique. Il est vrai que le danger de la tuberculose est diminué par la rareté de la tuberculose mammaire (11 vaches sur 982 en 1895, 9 vaches sur 1.003 en 1896). Du reste, rien ne nous démontre l'inocuité du lait provenant d'une vache laitière n'ayant pas de lésions mammaires. Le bacille de Koch a été maintes fois trouvé dans du lait sans qu'on ait pu découvrir des tubercules mammaires. Beaucoup d'auteurs ont rapporté des observations de contagion tuberculeuse réalisée dans des conditions semblables. Au surplus, le lait est assez souvent contaminé pendant les diverses manipulations de la traite, par les bacilles contenus dans le jetage, les expectorations desséchées des vaches laitières tuberculeuses. Les garçons laitiers, qui séjournent de longues heures dans ces vacheries, entretenues presque toujours dans de mauvaises conditions hygiéniques, sont souvent atteints dans des proportions inquiétantes. Une vache tuberculeuse sur pied est donc dangereuse par son lait, ainsi que par les expectorations et le fumier.

Les mesures prophylactiques doivent s'appliquer à l'animal lui-même (tuberculinisation, isolement), et à la vacherie (désinfection, hygiène, etc.). Les laitiers ou les commissionnaires, avant d'acheter des vaches, devraient exiger un certificat de vétérinaire, datant d'un mois au plus et attestant l'épreuve de la tuberculine.

La désinfection se fait par l'enlèvement et la destruction des litières et des fumiers contaminés, par le lavage du sol et des murs, l'arrosage avec un liquide antiseptique (crésil, lysol, acide phénique, etc.).

L'hygiène des vacheries demande surtout une surveillance de la température (15°), de la libre circulation de l'air dans des locaux assez spacieux, de la propreté, de la lumière (demi obscurité).

La castration des vaches laitières agit dans le même sens, enraye la marche de la tuberculose, augmente la quantité et la qualité du lait.

En ce qui concerne la viande de boucherie, l'inspection des abattoirs, la saisie totale ou partielle de la viande contaminée sont des garanties minima si l'on ne veut pas imposer de trop lourds sacrifices aux propriétaires, en excluant totalement de l'alimentation toute viande provenant des animaux tuberculeux, comme cela se fait dans certaines villes d'Amérique.

La destruction des viandes impropres à la consommation constitue aussi une partie essentielle de la prophylaxie. A cet effet, on peut employer le procédé d'Aimé Girard qui consiste à dissoudre la viande dans l'acide sulfurique. Le sirop que l'on obtient ainsi après dissolution complète est propre à être utilisé pour la fabrication des engrais et ne présente aucun danger.

Il y a lieu, enfin, de se préoccuper de la tuberculose des animaux domestiques vivant dans l'intimité de l'homme, — perroquets, perruches, singes, chats, chiens. — Tous ces êtres, les amis de l'homme, sont de fréquentes causes de contagion bacillaire.

Rien que pour se protéger contre la contagion animale, il y a donc une série de précautions à prendre, à faire imposer par des mesures prophylactiques qui doivent faire l'objet de lois spéciales. Nous avons indiqué les plus urgentes. Elles sont éminemment pratiques et d'une application relativement facile, puisque nous les voyons établies dans plusieurs pays, chez nos voisins. Il est curieux que la France, dont les savants ont jeté les premiers dans le monde le cri d'alarme et commencé ainsi la campagne contre la redoutable maladie, aient été les moins écoutés, précisément dans leur pays. Il y a là une négligence coupable que la patrie paye chaque jour de l'existence de plus de cinq cents de ses enfants !

La contagion tuberculeuse a lieu, nous l'avons dit, non seulement de l'animal à l'homme, mais encore de l'homme à l'homme. C'est même le cas de beaucoup le plus fréquent.

Voyons donc comment, le plus souvent, s'opère cette contagion et quels sont les grands foyers de contamination, les modes de dissémination les plus fréquents en bacille de Koch.

* * *

Les nourrices tuberculeuses ou la contagion de l'enfance. — Dès sa naissance, l'enfant est menacé. Nous n'entendons pas, par là, qu'il vienne au monde porteur de son mal. Disons-le, encore : la tuberculose n'est pas héréditaire, mais la contagion peut être précoce, immédiate, et c'est ce qui donne le change souvent sur la véritable origine de la maladie chez le tout jeune enfant.

Le grand danger, à cet âge, lui vient de sa nourrice; ou bien sa mère est tuberculeuse : on néglige de la séparer de son nouveau-né; elle lui donne même le sein; et voilà un cas de contagion qu'on ne manquera pas d'imputer à l'hérédité; ou bien, on lui donne une nourrice mercenaire, et quelques précautions dont on s'entoure pour la choisir, elles sont tout à fait insuffisantes, parce que le plus souvent même négligées au point de vue qui nous occupe.

L'accoucheur, ou la sage-femme, est consulté pour arrêter la nourrice. Fort bien : l'un et l'autre l'examinent avec soin au point de vue de ses facultés de nourrice, de son tempérament, de la richesse de sa sécrétion mammaire, de la couleur même de sa peau et de ses cheveux. On fait une enquête sur ses antécédents au point de vue génital; on relève avec soin les moindres tares de maladies vénériennes. Et, cet examen minutieux, de prime importance assurément, que ne le passe-t-on aussi au point de vue de la tuberculose?

Si, scientifiquement et systématiquement, avec les procédés de diagnostic précoce dont on dispose aujourd'hui, on voulait bien y procéder, on serait bien effrayé du nombre de résultats positifs qu'il fournirait. Nous avons, pour notre part, examiné un grand nombre de nourrices mercenaires à leur arrivée à Paris : une sur dix était tuberculeuse ; et ces nourrices étaient déjà munies de l'autorisation de nourrir, à elles délivrée par le médecin de leur localité et par celui de la Préfecture de police !

Nous demandons, en conséquence, qu'on examine plus sérieusement les nourrices avant de leur délivrer le « satisfecit » qui leur donne le droit de nourrir. Nous avons aujourd'hui, à notre disposition, plusieurs moyens de diagnostic précoce de la tuberculose, épreuve de la tuberculine — réaction agglutinante d'Arloing et Courmont — examen radioscopique, etc.... C'est le cas ou jamais de les mettre en œuvre.

Il s'agit là d'un service d'utilité publique dont nos gouvernants doivent avoir le plus grand souci.

***

La contagion par l'école. — L'enfant a-t-il franchi sans contage cette première étape de son existence? Bientôt un nouveau danger le menace : c'est l'école.

Assurément, la France, depuis un quart de siècle, a fait beaucoup pour l'enseignement, en particulier pour l'instruction primaire. L'école, ses instituteurs, son personnel, le lycée, l'enseignement secondaire, l'enseignement supérieur ont été étendus, répandus, améliorés dans des proportions qui commandent le respect d'aussi prodigieux efforts. Les écoles se sont multipliées :

les plus récentes manifestent un juste souci des règles d'une hygiène, d'une disposition architecturale en rapport avec les données de la science nouvelle. Le jeune architecte doit être maintenant un peu médecin. Le temps n'est plus où une belle façade tenait lieu de la bonne distribution du plan. Et l'aménagement intérieur, tout en satisfaisant au confortable et à la commodité que nos pères déjà aimaient à trouver en leurs appartements, doit satisfaire encore à des prescriptions d'hygiène et de salubrité dont ils étaient, — et pour cause — tout à fait ignorants.

Mais, si dans cet ordre d'idées, beaucoup a été fait, beaucoup malheureusement reste à faire. Les *desiderata* de l'hygiène scolaire sont nombreux.

M. Gustave Weil en signale quelques-uns :

La surveillance hygiénique des lycées n'est pas confiée à leurs médecins. Ceux-ci ont, en effet, un rôle plutôt curatif que palliatif; et nulle autorité en matière d'hygiène. La preuve en est que M. le professur Landouzy, médecin en chef d'un lycée de Paris, dont les réclamations devraient cependant être prises en sérieuse considération, lutte depuis nombre d'années, et cela sans le moindre succès, pour faire installer des crachoirs dans le dit lycée.

« Je sais, disait-il au Congrès de 1898, le temps et la peine qu'il m'a fallu pour, gagnant à la prophylaxie de la tubereulose la bonne volonté de l'administration du lycée, pouvoir *officieusement* obtenir l'installation des crachoirs, *rari nantes in gurgite vasto.* »

L'emplacement de quelques lycées de Paris les met déjà en mauvaise posture hygiénique. M. H. Gréard, le vice-recteur de l'Académie de Paris, a démontré que ces établissements sont

moins bien partagés au point de vue de l'espace
que ceux des petites villes, et que beaucoup de
collèges de province ; qu'en partageant idéale-
ment la superficie de tous les lycées de France,
on obtiendrait une moyenne de 20.623 m. 72, et
que, sauf le lycée de Vanves qui occupe 16 hec-
tares, Henri IV est le seul établissement de Paris
qui atteigne cette dimension.

Janson de Sailly, situé dans le joli quartier de
Passy, occupe une superficie supérieure à la
moyenne, 33.000 mètres ; mais sa grande prospérité lui est une cause d'insalubrité, et ses bâti-
ments, créés au début pour 600 élèves, s'accommo-
dent mal d'une clientèle qui dépasse aujourd'hui
2.000.

A Janson, comme dans les lycées du centre, il
y a des salles qui servent alternativement de salles
de classes et de salles d'études. « Les jeunes éco-
liers, disent MM. Labit et Polin, qui respirent
déjà un air ruminé par la population environ-
nante, n'ont droit qu'à une portion réduite de cet
air de qualité inférieure. »

Les lycées de Paris sont très insuffisants pour
la population à desservir. Berlin offre cinq fois
plus de ressources.

Les réformes suivantes, en ce qui concerne les
établissements d'enseignement secondaire, parais-
sent, d'après M. Gustave Weil, devoir être soumises à l'appréciation des autorités compétentes :

« 1° Créer pour les lycées des inspecteurs médi-
caux pris dans le cadre des médecins. Ceux-ci
surveilleraient journellement l'hygiène du lycée
et auraient recours, dans les cas difficiles, à la dé-
légation que leur enverrait le Conseil d'hygiène des
établissements d'enseignement secondaire.

« 2° Désencombrer les lycées trop chargés ; ou

bien, en créant, comme cela existe à Vanves, des internats à la campagne, ou bien en favorisant les lycées de province trop peu peuplés.

« 3° Créer pour chaque lycée un conseil de surveillance médicale effectif; le conseil d'administration qui existe n'a pas pour mission exclusive de s'occuper des questions d'hygiène, et la commission d'hygiène des établissements d'instruction secondaire créée récemment au Ministère de l'Instruction publique ne fera pas plus double emploi avec la commission proposée que le Conseil d'hygiène et de salubrité du département ne fait double emploi avec la commission d'hygiène de l'arrondissement. »

D'après le docteur F. Bon, les « milieux scolaires constituent des foyers infectieux où s'élaborent les épidémies. » En ce qui concerne l'école primaire surtout, des causes multiples d'insalubrité contribuent à cet état de choses : les unes dépendent de la maison d'école (voisinages insalubres, ruisseaux contaminés, fosses d'aisance, plancher en bois blanc, poreux, absorbant l'humidité et les moisissures, etc.), — les autres de la classe — les troisièmes de l'enfant.

Les deux causes qui impriment au milieu scolaire un cachet de gravité tout spécial sont les suivantes :

1° Le milieu scolaire est composé d'une population jeune, débile, réceptacle favori des germes infectieux qui y rencontrent un merveilleux terrain de culture.

2° Le milieu scolaire est le point central où convergent tous les groupements partiels.

A l'école, on devrait inculquer aux enfants, et par le livre et par l'exemple, les notions les plus urgentes de l'hygiène et de la prophylaxie des maladies infectieuses. Le crachoir, là comme nulle part, n'y existe. Il y aurait lieu de créer, enfin, une assistance médicale scolaire qui serait à la fois chargée de la surveillance de l'école au point de vue de l'hygiène et de la santé générale et des soins à donner aux enfants malades pauvres, et pour les guérir, et pour qu'ils ne deviennent pas, par un retour précoce à la classe, avant guérison complète, des agents de contagion pour leurs camarades.

En résumé, instruction médicale des élèves et du personnel, installation de crachoirs bien compris, faciles à désinfecter, meilleure aération des classes, salles d'étude et surtout des dortoirs, excellente nourriture pour les internes, contrôle effectif ; tels sont les *desiderata* de l'hygiène scolaire qu'il importe de combler au plus vite.

** **

La tuberculose dans l'armée. — Supposons que l'enfant ait franchi indemne les premières étapes de son enfance et de sa jeunesse : un nouveau danger le menace. Il est appelé par la conscription à faire une période d'instruction militaire de trois années, d'un an seulement pour quelques-uns.

« Or, dit M. G. Fischer, la statistique de l'armée démontre, d'une façon indiscutable, l'augmentation croissante de la tuberculose dans le milieu militaire. Il faut dire, à la vérité, qu'une part importante de cet accroissement revient à une classification plus méthodique des maladies dans ces dernières années. C'est ainsi que, depuis 1876, on ajoute la scrofule à la tuberculose ; que, depuis 1888, on compte, à côté de la phtisie pulmonaire, les localisations pleurales méningées, cérébrales, osseuses, articulaires. Cependant, il n'en reste pas moins vrai que cette progression de la tuberculose est réelle, et même que les chiffres indiqués par la statistique sont encore au-dessous de la vérité.

Voyons donc quelques-uns de ces chiffres. Nous les empruntons à une thèse récente, extrêmement remarquable de St. Kovatcheff sur *la tuberculose pulmonaire dans les armées.*

Voici, tout d'abord (voir p. 22), le tableau des pertes occasionnées par la tuberculose dans les armées européennes.

Ce tableau, dans l'ensemble, montre que la tuberculose prélève annuellement, dans les armées européennes, un tribut à peu près égal, qui varie entre 4 et 8 par 1.000 hommes d'effectif par an. La tuberculose est, avec la fièvre typhoïde, la maladie qui ravage le plus l'armée.

A ne considérer que les ravages qu'elle cause dans la seule armée française, comparée aux autres armées européennes, on voit que notre armée occupe la seconde place au point de vue de la fréquence de cette maladie, l'armée espagnole occupant la première. Les auteurs militaires ne sont pas tous d'accord sur le taux de cette fréquence. Pour certains, il serait de 7 et même de 10 décès par an pour 1.000, tandis que pour d'autres il ne dépasserait pas 3 par 1,000 par an. Les variations dans ces chiffres sont surtout sensibles jusqu'à 1880 ; jusque-là, en effet, on faisait rentrer, ou plutôt on éliminait, un peu au hasard, selon le caprice de l'auteur, des statistiques certaines formes avérées de tuberculose, qui empêchaient les résultats d'être comparables. Jusqu'en 1888, année à laquelle, les statisticiens se mirent d'accord pour faire rentrer dans leurs relevés les mêmes causes morbides et adoptèrent une base de classification, il est assez difficile de

ARMÉES	DÉCÈS pour 1.000 hommes	ÉLIMINATION POUR 1.000 HOMMES PAR			TOTAL des pertes pour 1.000 hommes
		Tuberculose	Bronch. chroniq.	Total	
Française (1886-89)	1.2	3.8	0.8	4.16	5.6
Allemande (1882-84)	0.7	3.5	2.6	6.1	6.8
Autrichienne (1878-87)	1.7	0.8	4.7	5.5	7.2
Italienne (1887)	0.8	1.0	3.8	4.8	5.6
Espagnole (1886)	2.7	5.0	5.0	10	7.7
Anglaise (1879-84)	2.1	3.8		3.8	5.9
Russe (1880-84)	0.8	6 5		6.5	7.3
Belge (1887-88)	0.9	3.0		3.0	3.7

dénicher, dans ces tableaux, la part imputable à la tuberculose.

Quoi qu'il en soit, de façon générale, la statistique officielle accuse, dans l'armée française, de 1877 à 1896, une augmentation sensible de la tuberculose. Le minimum de pertes éprouvées (réformes et décès), se présente en 1883; il s'élevait à 3,67 hommes éliminés pour 1.000 hommes d'effectif. Depuis cette époque, on observe une progression continue qui, lente jusqu'en 1877, où elle atteint 4,55 pour 1.000, devient plus rapide ensuite et s'élève à 9,48 par 1.000, en 1895. Cette élévation n'est pas due seulement à une classification plus rigoureuse et mieux établie.

D'après Arnaud et d'autres observateurs :

1° L'augmentation de la tuberculose dans l'armée n'est pas la même pour tous les groupes qui la composent.

2° Elle reste presque stationnaire chez les anciens soldats jusqu'à un certain âge (35 ans).

3° Elle est, au contraire, en augmentation continue chez les jeunes soldats, qui sont frappés dans une proportion presque deux fois plus forte en 1895 qu'en 1889.

4° De plus, conséquence nécessaire, l'augmentation des pertes porte sur la partie de l'armée fournie par les soldats qui accomplissent leur première année de service.

Le tableau suivant permet de suivre les modifications qui se sont produites sous les rapports des chiffres pour les treize dernières années :

PERTES DUES A LA TUBERCULOSE DANS L'ARMÉE
FRANÇAISE, *en pourcentage.*

Années	Réforme	Décès	Total
1888	4,30	1.18	5.48
1889	4,94	1.05	5.99
1890	5.70	1.08	6.75
1891	6.10	1,33	7.43
1892	6.55	1 04	7.59
1893	6.33	0.94	7.27
1894	6.55	1,01	7.56
1895	8,34	1.14	9.48
1896	7,34	0,94	8,28
1897	7.84	0.95	8.79

Ce tableau montre qu'au fur et à mesure que le
chiffre des réformes augmente, celui [des décès
diminue.

De ces relevés, une seule conclusion se dégage
avec certitude : la tuberculose augmente dans
l'armée. Le moment est venu de nous demander :
Pourquoi ?

Quelle est, à la caserne, l'étiologie de la tuberculose ?

A ce sujet, les auteurs se sont partagés suivant
deux théories : les uns avec Colin, Kelsch, etc.,
admettent que le « service militaire ne crée pas la
tuberculose, mais qu'il peut contribuer à la faire
apparaître chez des individus prédisposés ».

D'autres, avec Villemin, n'accusent que la contagion qui est, pour eux, la seule cause de cette
fréquence.

Examinons donc rapidement les deux théories :

a) THÉORIE DE LA CONTAGION. — « La fréquence
de la tuberculose dans l'armée est due à la contagiosité, dit Villemin ; la caserne est au soldat ce
que l'écurie du régiment est au cheval dans la
production de la morve. »

Les jeunes soldats, indemnes à leur arrivée, sont infectés par la tuberculose. Ceux qui se trouvent en état de réceptivité tuberculeuse sont frappés et éliminés dans le cours de la première année de service; ceux qui restent indemnes sont doués d'immunité vis-à-vis de la tuberculose; ils poursuivront sans danger une deuxième et une troisième année de service. La grande majorité des soldats étant atteints la première année, c'est pendant cette période que doit se produire le maximum d'atteintes par la tuberculose.

Cette théorie de la contagiosité exclusive à la caserne n'est généralement pas admise pour expliquer la fréquence de la tuberculose au régiment.

« Rien ne démontre, dit M. G. Fischer, l'existence habituelle du bacille de Koch dans les casernes. En outre, il faut se demander si les jeunes soldats arrivant au régiment sont simplement en état de réceptivité, et non point en état de tuberculose latente, c'est-à-dire déjà infectés.

Enfin, cette immunité vis-à-vis de la tuberculose, invoquée par les contagionnistes en faveur des anciens soldats, est une vue théorique. L'immunité de l'homme en pareil cas n'existe pas : ce n'est qu'une question de degré de défense phagocytique, se prolongeant plus ou moins, pouvant être vaincue à un moment donné.

Ce n'est donc point en vertu de leur immunité que les anciens soldats sont moins frappés que leurs camarades de première année. La seule raison, c'est que la contagion est infiniment rare à la caserne, et que le plus grand nombre des cas observés chez les militaires, ayant moins d'un an de service, est dû au réveil de tuberculose importée par eux dans les replis cachés de leur organisme. Ce réveil se produit généralement en février, mars, avril, avec son maximum d'intensité. Cette intensité augmente chaque année : le nombre des jeunes soldats atteints, de 912 en 1889, s'est élevé à 2.164 en 1895 ! Mais ce qui prouve bien que ce foyer n'exerce pas d'action rayonnante autour de lui, qu'il n'a qu'un pouvoir contagieux très restreint et qu'il reste limité à ceux qui l'ont constitué (puisqu'ils portaient à leur arrivée le germe de la maladie), c'est que la tuberculose parmi les anciens soldats, qui vivent cependant en contact avec le foyer, va en diminuant.

Les cas de tuberculose par contagion, dans le milieu militaire, loin d'augmenter, diminuent; la théorie qui attribue aux progrès de la contagion ceux de la tuberculose se trouve donc condamné. »

Quels sont alors les arguments invoqués par la théorie adverse ?

b) THÉORIE DE LA NON CONTAGION. — Pour Colin, les causes qui rendent la tuberculose si fréquente dans l'armée sont les suivantes :

1° Le changement de milieu imposé aux soldats. « Ce changement, dit-il, que nous voyons à chaque instant dans la vie civile même entraîner l'apparition de la diathèse tuberculeuse, ou l'acuité des symptômes éprouvés. »

« 2° Diminution de l'activité musculaire et respiratoire chez nombre de ceux qui abandonnent une profession civile pour le métier militaire. » Et il cite le grand nombre de soldats paysans morts par tuberculose.

« 3° L'action météorologique. Ce sont le froid, le changement de température, la pluie, etc..., auxquels sont exposés les soldats », et aussi la nourriture souvent insuffisante, l'alcoolisme, l'entassement, la promiscuité, la défectuosité dans l'aération et le chauffage, la saturation de l'air par des émanations humaines, etc..., conditions qui se trouvent trop souvent réunies à la caserne. »

Nous ne continuerons pas à opposer l'une et l'autre théorie. Sans affirmer avec Kelsch que la contagion de la tuberculose dans les casernes par les poussières est nulle, avec Colin qu'on entre dans l'armée tuberculeux aussi souvent qu'on l'y devient, sans nous en tenir, exclusivement, à la théorie de la contagiosité, il est malheureusement très probable que l'une et l'autre opinion contiennent une large part de vérité, que les deux théories se réalisent dans la pratique, et que toutes les causes morbifiques invoquées dans les deux camps pour expliquer un fait qui n'est que trop réel, à savoir l'augmentation de la tuberculose dans l'armée, interviennent tour à tour et simultanément. « Contagion ou prédisposition », disent les théoriciens. « Contagion et causes prédisposantes », croyons-nous plus exact de dire, tout cela suffit à déterminer l'apparition de plus en plus fréquente de la tuberculose à la caserne.

Si double est l'étiologie de la tuberculose dans l'armée, les mesures prophylactiques et les *desiderata* qui se dégagent de cette étude seront également de deux ordres : il y aura lieu de mieux lutter à l'avenir contre la contagion par une hygiène mieux comprise et par une antisepsie plus rigoureuse. Il y aura lieu surtout d'éliminer de l'armée — cause sinon déterminante, au moins adjuvante de la tuberculose, en tant que métier fatigant et occasion de surmenage pour le soldat — tous les débilités, tous les prédisposés, tous les suspects — mesures urgentes, conditions d'amélioration nécessaires, difficiles peut-être à réaliser à cause de leur nombre, mais à l'observance desquelles est lié le sort de nos soldats, et, somme toute, la destinée de la patrie, — programme dont M. St. Kovatcheff résume ainsi, en conclusion de sa thèse, les articles principaux :

1° Prendre des mesures hygiéniques propres à empêcher la propagation du bacille incriminé :

a) Recueillir et détruire les crachats ;

b) Supprimer la poussière par le balayage humide ;

c) Ventilation nocturne.

2° Élimination, au moment de l'incorporation, de tous les jeunes gens atteints de tuberculose ou paraissant suspects de devenir tels.

3° Élimination temporaire de tous les soldats qui, pendant leur séjour sous les drapeaux, ont eu une pleurésie (chose qu'on n'a pas faite jusqu'à présent).

4° Mise en route de la classe au mois de septembre ou octobre au plus tard, pour que le changement des habitudes ne vienne pas se joindre à une température froide ; et création de locaux nouveaux pour réfectoires, salles de jeu et d'exercice, quand la température extérieure est trop basse.

5° Diminution du travail ou bien subdivision de recrues en deux groupes suivant la capacité thoracique et le développement physique général.

6° Variation du régime alimentaire et suppression de la vente de l'alcool dans les cantines régimentaires.

7° Construction de sanatoria militaires appropriés au traitement des soldats tuberculeux pauvres.

8° Etablissement progressif des casernes hors des grandes villes, où une foule de circonstances favorisent la morbidité des troupes.

Telles sont les mesures les plus urgentes, dont l'application ferait baisser très sensiblement, croyons-nous, la mortalité par tuberculose dans l'armée. Rappelons-nous que l'armée française est la plus éprouvée, après l'armée espagnole, par la tuberculose, tandis que l'armée allemande est la plus épargnée. Question d'hygiène, pas autre chose. Résultat, donc, qui doit être à la portée de tout gouvernement soucieux de son armée.

Le jeune homme, après les années qu'il a données au service de la patrie, rentre dans ses foyers. A-t-il épuisé tous les dangers qui le menacent, et les chances de contagion tuberculeuse vont-elles enfin diminuer pour lui? Ce serait une illusion de le supposer. Dans quelque milieu que la vie l'appelle, dans quelque profession qu'il gagne son pain, partout la contagion le guette. Formons quelques hypothèses sur sa situation sociale, sur son milieu, sur son métier, et voyons le risque que ces professions et ces milieux lui font courir.

****

La tuberculose à la campagne. — Beaucoup, parmi ces jeunes gens, sont des paysans, qui ont abandonné le soc et la charrue, délaissé la campagne natale pour satisfaire à l'impôt du sang. Leur dette payée, ils retournent dans leurs foyers — pas tous, malheureusement — car c'est, hélas! l'un des arguments qu'on a pu opposer à l'obligation générale du service militaire, qu'il développe souvent chez le jeune troupier des aspirations, des goûts, des désirs; qu'il éveille des idées et des besoins que la vie simple de la campagne ne lui aurait pas suggérés. C'est en ce sens, et non dans un autre, qui apparaît d'ailleurs comme inconcevable, qu'on a pu incriminer la caserne de faire des déclassés, c'est-à-dire de sortir certains jeunes hommes de la classe, de la sphère qui, pour leur propre bonheur et la prospérité commune, auraient dû y rester.

Les plus sages reviennent donc au toit paternel et reprennent leur labeur des champs. Ce sont, à coup sûr, les moins exposés à la contagion tuberculeuse.

Nous avons vu quel terrible tribut la classe des jeunes ruraux, des nouveaux soldats venus de la campagne, paye, la première année de caserne, à la tuberculose. Ces hommes, de mine hâlée, de bras robustes, et d'échine rompue aux fardeaux, semblaient les mieux faits pour supporter la fatigue de la vie de caserne et résister aux infections. Point : ils succombent plus vite quand ils sont atteints, et sont atteints plus souvent que les citadins. Qu'est-ce à dire, sinon que le changement d'air, de milieu, de régime est terriblement funeste pour les non accoutumés, et que, s'ils ont le bonheur d'avoir échappé quand ils étaient à la caserne, ce serait folie de leur part de poursuivre l'expérience de la vie des villes, des agglomérations, des boulevards, de tenter à nouveau l'infection qui les a épargnés, en restant dans le dangereux milieu où la vie de régiment les a conduits et en négligeant de retourner à leur campagne pour laquelle leurs poumons sont faits.

Mais à la campagne même, ne courent-ils aucun risque ? La campagne est-elle exempte de tuberculose ?

Les faits, hélas ! répondent d'eux-mêmes, et la réponse est négative.

La phtisie fait partout ses ravages. Elle n'épargne aucun milieu, aucun climat. Mais enfin, il y a peu d'années encore, elle était relativement rare à la campagne. Elle sévissait avec moins de rage qu'à la ville.

Aujourd'hui — faut-il encore invoquer de fâcheuses statistiques — les chiffres prouvent qu'elle augmente là comme ailleurs, et là, proportionnellement plus qu'ailleurs. La tuberculose envahit la campagne ; elle gagne le refuge que cherchent souvent nos malades. Et ce sont peut-être nos malades qui l'y importent. Et puis, les communications avec la ville sont maintenant si faciles et si fréquentes ! on ne conçoit guère d'épidémies, de cause infectieuse quelconque qui, née dans une ville, ne puisse se développer dans la campagne voisine. Le paysan emporte avec lui le bacille dans sa chaumière, les jours de marché, quand il vient à la ville ; et le citadin lui porte directement le sien, le dimanche, quand il va au bourg voisin chercher un peu d'air pur et de repos.

Que dire enfin des cabarets, de ces foyers d'infection qui germent maintenant au fond des campagnes les plus reculées, avec une facilité qui n'a d'égale que la complaisance coupable des pouvoirs publics ?

Sans parler des mœurs déplorables qu'y prennent les jeunes gens (et nous n'en parlons, bien entendu, qu'au point de vue de leur santé), de la qualité des liquides qu'on y consomme, et de cet entraînement fatal à l'alcoolisme, que chacun de ces « *bouchons* » crée autour de lui, il apparaît clairement que ces cabarets deviennent des foyers de contagion tuberculeuse. Nous n'en voulons pour preuve que la fréquence extrême de la tuberculose chez les tenanciers de ces débits !

La campagne se tuberculise donc à son tour, et ce n'est pas l'un des côtés les moins tristes de cette grave question sociale de l'extension progressive de la tuberculose.

Rentré chez lui, et revenu en ses pénates champêtres, notre jeune homme doit donc, s'il veut éviter la contagion, ne pas se contenter de vivre à la campagne : il y doit vivre encore en observant une saine hygiène. Moyennant quoi, il a beaucoup de chances d'atteindre l'âge mûr, vigoureux et non bacillaire.

* * *

La contagion tuberculeuse dans les appartements. — Ou bien, notre libéré de la classe venait-il de la ville ? Etait-ce un ouvrier, un industriel, un commis, un employé qui, au sortir de la caserne, retourne à son travail ? Il habite une ville, c'est-à-dire une agglomération d'individus ou encore un foyer d'infection — et dans cette ville, le plus souvent un logement qu'on est convenu d'appeler « un logement d'ouvrier ».

La « Contagion de la tuberculose par les appartements » ! Quel chapitre d'hygiène! Le docteur Gonsalve Menusier, à la suite des travaux d'Arthaud, l'a récemment pris pour sujet de sa thèse inaugurale.

C'est toujours la même histoire, chaque fois qu'il est possible d'en découvrir la trame.

Une famille loue un appartement. Au bout de quelques mois, l'un de ses membres meurt de tuberculose. On cherche le foyer de contagion : il est tout près : c'est l'appartement lui-même qui, quelques temps avant, avait été contaminé par un tuberculeux.

Le nombre de « locataires » qui sont ainsi les victimes de leur appartement, du silence intéressé des concierges, et de la complicité criminelle des propriétaires, est certainement effrayant dans les grands centres. « Dans combien de cas, dit le docteur Menusier, la phtisie n'est-elle pas le résultat de l'installation dans un logis antérieurement habité par des phtisiques? Cohabiter avec des tuberculeux est dangereux; mais succéder dans un local à des tuberculeux ne l'est pas moins. Et dans la premier cas, au moins, connaît-on le péril et peut-on s'en préserver. Dans le second cas, on l'ignore et on ne prend aucune précaution. »

Il y a environ dix ans, j'ai soumis au Conseil municipal de Paris une proposition que le Conseil a étudiée dans une de ses séances, et a renvoyé à une commission d'étude. C'est d'obliger tous les propriétaires de faire désinfecter par nos étuves municipales tous les appartements, chaque fois qu'il y a changement de locataires. De cette façon, on diminuerait singulièrement le taux des maladies contagieuses, et surtout de la tuberculose. Comme cela se passe presque toujours, quand il ne s'agit pas de politique militante, cette proposition continue à dormir dans un carton de l'Hôtel de Ville.

Si l'on consulte, comme l'a fait le docteur Menusier, le *casier sanitaire* des habitations de Paris, qui existe à la Préfecture de la Seine, casier tenu quotidiennement, et où chaque maison est représentée par un feuillet imprimé indiquant les détails de sa situation sanitaire, on constate qu'il y a des maisons qui sont de véritables foyers d'infection tuberculeuse, puisque tant de décès par tuberculose s'y sont produits dans un espace de..., et que, durant un délai de..., on a été forcé de pratiquer tant de fois la désinfection. En outre, les travaux faits au service du Casier sanitaire de la Ville de Paris par le personnel ont amené cette conclusion : ce sont les maisons à six étages qui présentent les plus grandes proportions de décès par tuberculose. La proportion est la suivante :

Proportion de décès par tuberculose :

Maisons à six étages : pour 100 habitants ; 2,45 0/0.

Maisons à trois étages : 1,61 0/0.

Proportion par total de décès par maladies transmissibles :

Maisons à six étages : 3,08 0/0.

Maisons à trois étages : 2,60 0/0.

Contre ce mode de propagation de la tuberculose par les appartements, quelles mesures de prophylaxie devrait prendre l'Etat ?

Il en est une, tout d'abord, qui s'impose d'urgence :

Ce serait d'assimiler légalement la tuberculose aux maladies contagieuses désignées par la loi du 30 novembre 1892, dont la déclaration est obligatoire.

Conséquemment, la loi sur la santé publique devra rendre obligatoire la désinfection des appartements laissés vacants par suite du départ ou du décès de tuberculeux.

La Commission des Logements insalubres (il existe un corps constitué qui répond à cette désignation), a beaucoup à faire. Il est regrettable qu'elle ne fasse pas davantage.

On doit demander avec le docteur Menusier :

1° La nomination, à Paris, de médecins-inspecteurs des habitations, lesquels dépendraient de la Préfecture de la Seine et seraient placés sous la direction d'un médecin-inspecteur général de la santé publique ;

2° Une organisation sanitaire qui serait étendue à toute la France et dont le chef pour chaque département ne relèverait que du Ministère de l'intérieur, sinon d'un ministère spécial de la santé publique;

3° La constitution obligatoire d'un « livre sanitaire » pour chaque maison d'habitation.

* * *

La tuberculose dans la classe ouvrière. — Le logement — et surtout le logement de l'ouvrier — voilà tout d'abord, ce qu'il importe d'assainir.

Mais sans sortir de la classe ouvrière, il est de multiples autres causes de contagion.

Le docteur Th. Costes, qui a eu l'occasion de les voir à l'œuvre dans une ville essentiellement ouvrière et qui a la juste réputation d'être malsaine, à Saint-Denis, où vit une population essentiellement ouvrière, estime que cette étiologie relève de trois chefs :

1° D'ordre hygiénique ;
2° D'ordre pathologique ;
3° D'ordre social.

a) L'HABITATION. — Parmi les causes d'ordre hygiénique se place d'abord l'habitation que nous avons étudiée dans le chapitre précédent. Le docteur Th. Costes décrit quelques-unes de ces « maisons maudites », selon l'énergique expression de Grancher et Hutinel.... « Dans ces habitations, vraies cités, casernes, comme on les a appelées justement, nous avons vu des familles de dix ou douze personnes, occuper des petits logements dont le cubage d'air suffisait à peine pour trois. Combien nous sommes loin de 20 à 60 mètres cubes d'air par tête que le professeur Proust établit comme limite *minima* de la quantité d'air que doit posséder une pièce habitée par un adulte !

« Tout y est dans un désordre quelquefois repoussant : on y couche, on y boit, on y crache un peu partout ; bien souvent les plafonds, beaucoup trop bas, y sont encombrés du linge sale de la quinzaine, qu'après un léger savonnage, la femme aura suspendu à égoutter au plafond.

« Les ouvertures y sont soigneusement closes ; c'est que, ordinairement dans la plupart de ces logements, habitent des familles d'ouvriers, dont certains membres font partie d'une équipe de jour, les autres d'une équipe de nuit. Les deux ou trois mauvais lits qui encombrent la pièce sont, de la sorte, continuellement occupés : on y dort sans cesse; il ne faut donc pas que le sommeil soit troublé par le bruit de la rue, par la clarté du jour ou l'arrivée d'un air trop froid ou trop chaud. »

En Angleterre, les médecins sanitaires exercent une surveillance sévère de tous les appartements et ils sont particulièrement sévères pour les logements des ouvriers. On n'autorise d'abord pas cette surabondance d'âmes humaines dans un logement trop restreint. Ensuite, la surveillance sanitaire s'exerce sur la propreté même des habitants, et l'inspecteur sanitaire, qui est toujours un médecin, a le droit de dresser un procès-verbal, qui est suivi d'une amende, à toute famille dont le logement est tenu malproprement. C'est un système de prophylaxie générale qu'on ferait bien d'introduire dans notre pays.

b) L'ALIMENTATION. — L'alimentation n'est pas moins défectueuse, en général, chez l'ouvrier, et précipite la défection de l'organisme vis-à-vis du bacille envahisseur. L'ouvrier s'alimente insuffisamment ou s'alimente mal : pauvreté d'une part, charges trop lourdes de l'autre, et, aussi, notions insuffisantes sur les qualités d'une bonne alimentation — ingéniosité souvent très courte de la femme à trouver « des petits plats pas chers », à faire de la bonne cuisine à bon compte, tout cela fait que l'ouvrier et sa famille sont mal nourris.

Ajoutons que, le plus souvent, le respect de la *propreté* est inconnu chez lui, et que, selon l'expression du docteur Costes, « pour la plupart d'entre eux, l'eau est une chose redoutable *intus et extra* ».

c) L'ALCOOLISME. — Parmi les causes d'ordre pathologique, citons en premier lieu l'alcoolisme.

Il y aurait tout un livre à écrire, que dis-je! à résumer ceux qui ont été écrits sur cette question toujours actuelle : des Rapports de la tuberculose et de l'alcoolisme. Bornons-nous à quelques apophtegmes décisifs :

« La phtisie, dit Lancereaux, acquise chez l'ouvrier des villes est presque toujours greffée sur l'alcoolisme. »

« Les enfants d'alcooliques, écrit Maurice Perrin, naissent débiles et anémiques, par conséquent facilement tuberculisables... L'alcoolisme de l'adulte prédispose à la tuberculose. »

Charrin écrit : « Chez les alcooliques, la pneumonie est périlleuse, la tuberculose fréquente. »

d) LA SYPHILIS. — Parmi les causes pathologiques qui prédisposent le milieu ouvrier à la tuberculose, citons encore la syphilis. « La syphilis, d'après Fournier, peut agir sur l'individu de deux façons bien distinctes :

« 1° Elle peut agir sur lui directement par influence en déterminant des lésions propres, des lésions que nulle cause ne saurait produire ;

« 2° Elle peut agir indirectement par l'intermédiaire des troubles nutritifs qu'elle provoque dans l'organisme en déterminant alors des lésions communes ; à savoir des lésions tuberculeuses.

« En d'autres termes, la syphilis sert parfois d'origine à la phtisie vulgaire. »

Enfin, il est des causes sociales qui prédisposent l'ouvrier à la tuberculose : la première est l'hygiène de l'atelier, qui est le plus souvent déplorable.

e) L'ATELIER. — Un fait personnel à cet égard :

A l'Imprimerie nationale, sur 1.300 ouvriers typographes, conducteurs de machines et autres, une bonne moitié travaille dans une pièce en sous-sol, sans air, sans soleil, presque sans lumière. Le matin, peu avant l'arrivée des ouvriers, on époussette avec des plumeaux les casiers à caractères, et les malheureux commencent leur journée dans cette atmosphère meurtrière. Les crachoirs sont inconnus. Les murs et les plafonds sont noircis par la saleté et n'ont pas été blanchis depuis dix ans.

Nous avons soigné plusieurs de ces ouvriers; ils nous ont affirmé que 25 0/0 de leurs camarades mouraient poitrinaires. Et cela se comprend, du reste, quand on se rend compte des conditions déplorables dans lesquelles ces malheureux vivent!

Ainsi, voilà un établissement exploité par l'Etat, et où les précautions les plus élémentaires ne sont même pas prises! Il devient logique, dès lors, que l'Etat ne peut être exigeant vis-à-vis des particuliers, des grands manufacturiers, des gros-entrepreneurs qui ne se gênent pas, du reste, pour confiner leurs ouvriers dans des réduits infects et malsains. Il y a plusieurs années, j'ai soigné 15 ouvriers sur 50 qui ont été bacillisés successivement dans une fabrique de bicyclettes. Le patron ne s'est décidé à prendre les mesures de désinfection de l'atelier meurtrier que le jour où son fils aîné fut atteint lui-même du mal.

Ces tristes observations se renouvellent fréquemment dans les usines, dans les mines et dans les grandes entreprises générales où la surveillance médicale et hygiénique fait totalement défaut.

f) LA TUBERCULOSE DANS L'ADMINISTRATION ET LES GRANDS MAGASINS. — Tel est le milieu ouvrier en général. Les employés d'administration, de nos grands établissements publics, Banque de France, Crédit foncier, Comptoir d'escompte, les employés des Postes et télégraphes, les gardiens de la paix, ainsi que l'a démontré récemment M. le professeur Landouzy, sont également les victimes désignées de la tuberculose.

Et pour tous, la contagion doit être la première incriminée. Pour tous, c'est la négligence administrative qui peut être mise en cause. Nous pourrions faire certainement le procès de chacune de ces administrations officielles ou officieuses et démontrer combien les pouvoirs publics sont coupables dans ce laisser aller. Mieux vaut indiquer à grands traits les améliorations qu'il convient d'apporter à l'état des choses actuel en ce qui concerne la protection de l'ouvrier :

1º Vulgariser l'usage du crachoir antiseptique public et privé.

2º Nous l'avons déjà dit : extension à la tuberculose de la loi de novembre 1892 qui établit la liste des maladies contagieuses, dont la déclaration est obligatoire par le médecin traitant, et rendre obligatoire la désinfection du logement habité par des tuberculeux après départ ou décès des malades.

3º Isolement des tuberculeux pauvres dans des hôpitaux sanitaires construits à proximité des villes et présentant les meilleures conditions pour y réaliser le traitement et l'éducation des malades.

4º Création de caisses d'assurances officielles ou garanties par l'Etat pour les ouvriers ou, au besoin, assurance obligatoire de l'ouvrier contre les maladies, comme cela existe déjà en Allemagne. Ces caisses d'assurances auraient tout intérêt à créer des sanatoria et à guérir leurs assurés.

5° Création de dispensaires anti-tuberculeux ou
des médecins, spécialement instruits à cet effet,
recevront les malades indigents, leur donneront
des soins éclairés et les surveilleront à leur domi-
cile pour y donner également des instructions
prophylactiques.

Cette idée qui a été émise récemment par M. Cal-
mette (de Lille), vient d'être appliquée sur mon
initiative à Paris, où des dispensaires antituber-
culeux vont fonctionner dans les différents quar-
tiers populeux.

⁎

La tuberculose à l'Hôpital. — Car nos hôpitaux, tels qu'ils existent, avec leurs salles encom-
brées de tuberculeux mêlés à tous les malades,
avec l'encombrement de lits et de brancards, avec
la malpropreté (le mot n'est que suffisant) où les
entretient un personnel insuffisant et insuffisamment éduqué, nos hôpitaux sont devenus des
foyers de tuberculose où pas un tuberculeux ne
s'améliore, et où nombre de malades viennent se
débarrasser d'un embarras gastrique, ou d'un
rhumatisme, pour sortir avec une tuberculose
pulmonaire.

Chose merveilleuse : les crachoirs y existent ; il
va sans dire que le système en est défectueux et
primitif — mais enfin tel quel, il vaudrait mieux
encore que l'absence totale de crachoirs si, au
moins, ceux dont on dispose étaient nettoyés
régulièrement et méthodiquement désinfectés. La
désinfection des crachoirs est souvent confiée au
malade ; quand celui-ci peut se traîner, il le jette
lui-même dans les cabinets, sinon, il laisse ce
soin à l'infirmière de garde, et ça n'est pas plus
compliqué. Rarement un antiseptique, un liquide

quelconque, fût-ce de l'eau, au fond du crachoir pour empêcher la dessiccation des crachats. Que dire des vastes crachoirs des couloirs, des galeries, des portiques, ceux que l'Assistance, prudemment, a multipliés dans ses hôpitaux les mieux tenus ? Ils jouent un peu le rôle de décharge publique, qu'on ne nettoie jamais jusqu'au jour de l'encombrement final ; les bouts de cigares s'y mêlent agréablement aux crachats des tuberculeux et aux régurgitations des gastralgiques. Leur aspect est repoussant, si par hasard le passant a l'idée d'y jeter un regard.

En principe, l'état actuel des hôpitaux est tout ce qu'il y a de plus défectueux. « Tout plutôt que ce qui est » en pense M. le Dr Huchard. C'est aussi notre avis !

Mais si, du moins, ce qui est était bien fait !

Si les crachoirs étaient désinfectés — ainsi que cela se pratique dans les sanatoria —; si on ne les présentait au malade que le fond rempli d'eau phéniquée ou de liqueur de Van Svieten ; si on persuadait le personnel de la nécessité et de l'efficacité de ces précautions ; si on ouvrait les fenêtres quand le temps le permet — si, en un mot, on était propre, de cette propreté à laquelle nous contraignent, comme à un devoir, les découvertes et les conquêtes de la science moderne — si tout ce qu'elle nous enseigne n'était pas lettre morte ; si l'esprit ne passait un peu dans la pratique et si tout n'était pas livré à l'universelle indifférence et à l'universelle ignorance — rien que dans les hôpitaux actuels, rien que dans les pauvres et sordides hôpitaux parisiens qui sont un défi jeté au bon sens médical — on pourrait quelque chose *contre* la tuberculose. Force est bien de constater qu'aujourd'hui, c'est surtout *pour* elle qu'on travaille !

* * *

**La Contagion dans les lieux publics
(théâtres, bars, voitures, etc.).** — Examinerons-nous, enfin, quel admirable champ de culture
la plupart de nos lieux publics offrent au bacille
de Koch ?

Nos théâtres, nos salles de concerts, de bals
publics sont de véritables pépinières à bacilles.
Nous avons prélevé, par exemple, de la poussière
dans une belle loge d'un de nos théâtres subventionnés. Inoculée à trois lapins, elle en a tué deux
de tuberculose. On connaît la fin malheureuse de
la pauvre chèvre du Châtelet ! Elle tenait un rôle
important dans une Féerie de ces dernières années.
En vain, la supposait-on réfractaire à la tuberculose. Elle mourut phtisique avant que le succès
de la pièce fût épuisé !

Je me rappelle aussi qu'autrefois, ayant été le
médecin traitant d'un Directeur d'un théâtre très
important, ce dernier m'a avoué qu'un grand
nombre d'artistes, de machinistes et de jeunes
ouvreuses succombaient de la poitrine. Aussi,
n'engageait-il plus, par mesure de prudence, que
des ouvreuses ayant dépassé trente ans. Ces
grands théâtres tels qu'ils sont construits avec
leur manque de lumière solaire, avec leurs profusion de tentures et leur manque de propreté, sont
bien faits pour propager la tuberculose. Nous
sommes convaincus qu'en une seule année, ces
salles malsaines tuent plus de gens par tuberculose que tous les incendies d'un siècle réunis !

Nos gares, nos compartiments de chemins de
fer, nos voitures publiques, nos magasins de
nouveautés sont des foyers bacillifères dont les
premières victimes se recrutent à profusion

parmi leur personnel, et dont . simple public
paye souvent aussi de sa santé l'organisation
défectueuse.

* *

Mesures urgentes de Prophylaxie. — En
résumé, tout ou presque tout est à faire, en France,
pour la défense pratique contre la tuberculose.
Nous disons « *pratique* ». à dessein, car le
moment est venu de sortir du domaine spéculatif,
théorique et contemplatif pour passer à l'action,
à la lutte.

Chemin faisant, nous avons indiqué, à propos
de chaque danger de contagion en particulier,
les moyens dont il convenait de le combattre.

Il est une mesure d'ordre général sur laquelle,
à plusieurs reprises, nous avons assisté : c'est
l'obligation d'assimiler (le mot paraît ironique
depuis trente ans que la science a decrété cette
assimilation !) — la tuberculose aux autres maladies contagieuses — d'où nécessité de la déclaration pour tout cas soigné par un médecin ;
cette déclaration a donné de bons résultats pour
la rougeole, la scarlatine, la fièvre typhoïde, la
diphtérie, etc. Il est humiliant de penser qu'elle
n'est pas depuis longtemps rendue obligatoire
pour la tuberculose !

Enfin, tout cas déclaré qui n'est pas dirigé sur
un Sanatorium, devrait être sous la surveillance
constante d'un médecin sanitaire.

La création de médecins sanitaires s'impose en
effet.

Ils exerceront leur surveillance sans faiblesse,
ainsi que cela se pratique en Angleterre ; ils
donneront des conseils, prendront des mesures,
éclaireront les pouvoirs publics de telle façon que
la contagion sera réduite à son minimum.

Aucun attentat ne sera porté à la liberté individuelle, non plus que pour les autres maladies contagieuses.

Cette surveillance sanitaire, partout exercée, dans nos établissements publics et privés, sur nos lignes de chemins de fer, nos voitures publiques, dans nos théâtres, dans nos établissements d'instruction, dans nos casernes, etc.... entraînera des modifications et quelques-unes des mesures d'hygiène que nous avons signalées parmi les plus urgentes. Le résultat, nous le gageons, ne se fera pas longtemps attendre.

Cette surveillance sanitaire, — par des hommes compétents, soucieux de leur responsabilité, conscients de leur rôle, et pourvus d'autorité et de pouvoirs étendus, — sera certes plus efficace que la promulgation ou l'affichage de quelques circulaires où l'on invite le public à ne pas cracher par terre.

Il s'agit de se défendre énergiquement, avec le concours de la loi, contre une maladie qui est un fléau et une ruine.

« J'ai calculé, écrit le Dr Boucard, qu'en frais de traitement et de journées de travail perdus, en supputant le capital représenté par les 150.000 victimes annuelles de la tuberculose en France arrivées au moment productif de la vie, la tuberculose coûtait chaque année à la France plus d'un demi-milliard de francs ! »

Or, nous savons que les victimes de la tuberculose dépassent de beaucoup les chiffres indiqués ci-dessus. D'après les plus récentes statistiques, nous perdons chaque année en France trois cent mille sujets par la phtisie et cette maladie coûte annuellement à notre pays plus d'*un milliard de francs*. Nous soulignons à dessein ce chiffre pour les endurcis que rien ne peut toucher, ni la compassion, ni la sauvegarde personnelle, ni l'intérêt général de notre patrie! Cette grosse somme d'argent les ébranlera peut-être et les ralliera à la sainte cause de la lutte effective et pratique contre la tuberculose.

Paris. — Imp. G. Maurin, rue de Rennes, 71.

9 782014 083408